FORMULAIRE

DU

BUREAU DE CHARITÉ

DU VIIe ARRONDISSEMENT.

Le Bureau de Charité, dans sa séance du 17 avril, considérant que le *Formulaire* dont il a ordonné l'impression pourrait devenir utile, non seulement aux autres Bureaux de charité de la capitale, mais encore à tous les établissemens de charité fondés dans les départemens, et confiés aux soins des Sœurs de charité, a décidé, dans l'intérêt de ses administrés, que toutes les formalités exigées par les lois et réglemens sur l'imprimerie et la librairie seraient remplies pour s'assurer la propriété de ce Formulaire qui serait immédiatement mis en vente, au profit des pauvres de l'arrondissement, chez Smith, imprimeur-libraire, *rue Montmorency, n° 16*.

Le prix a été fixé à 75 centimes.

FORMULAIRE

DU

BUREAU DE CHARITÉ

DU VIIe. ARRONDISSEMENT.

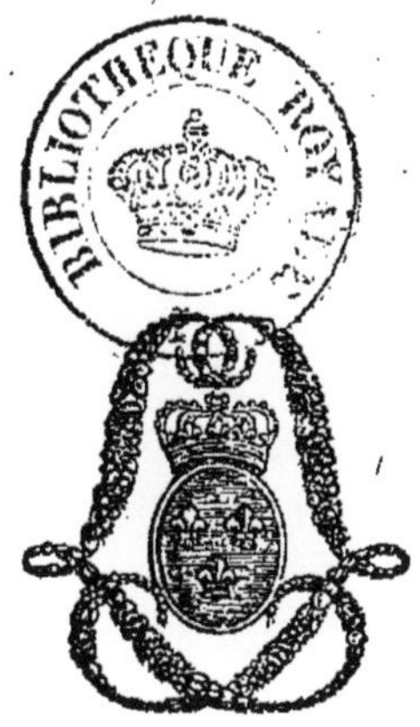

PARIS,

DE L'IMPRIMERIE DE J. SMITH,

IMPRIMEUR DU BUREAU DE CHARITÉ DU 7e ARRONDISSEM^t^,

RUE MONTMORENCY.

1818.

RAPPORT

FAIT

AU BUREAU DE CHARITÉ

DU 7e ARRONDISSEMENT,

PAR M. LULLIER-WINSLOW,

ADMINISTRATEUR,

Dans la Séance du 27 février 1818.

MESSIEURS,

Dès l'établissement du Bureau de Charité, vous avez chargé mon honorable confrère, le docteur JACQUEMIN, et moi, de tous les détails administratifs et réglementaires qui pouvaient s'appliquer à la santé des indigens. Déjà, et sur quelques points importans, nous avons cherché à justifier la confiance dont vous nous avez honorés; et, dans les divers rapports que nous vous avons présentés, vous avez bien voulu remarquer que nous avions soutenu de tous nos moyens et de tous nos efforts votre sollicitude paternelle envers vos administrés.

Toutes les précautions imaginables ont été prises pour que les alimens distribués aux indigens fussent préparés proprement et de la manière la plus saine. Les médecins domiciliés sur le territoire de l'arrondissement, et notamment ceux attachés aux anciens Bureaux de bienfaisance, se sont empressés d'offrir leurs services aux indigens malades, et votre Commission ne pouvant pas se rendre aux désirs de tous, n'a eu à choisir que parmi des hommes justement distingués et également recommandables par leur zèle, leur dévouement à la chose publique, et par l'étendue de leurs connaissances.

A peine, Messieurs, aviez-vous donné votre assentiment au choix fait par votre Commission, que des conférences s'établirent, et que tout ce qui appartient à la santé du pauvre fut réfléchi, discuté, prévu, et enfin soumis à votre sanction. C'est alors que chaque médecin fut spécialement attaché à l'un des cantons qui subdivisent l'arrondissement, et réunit, par cette disposition, l'avantage de connaître plus particulièrement les individus qui lui sont confiés, et de porter facilement et promptement secours aux indigens qui les réclament. C'est aussi alors que s'établirent les consultations et les vaccinations gratuites deux fois la semaine, dans les deux maisons de secours de l'arrondissement, la maison centrale de la rue du Puits et l'hôpital Viennet (1).

Tout étant ainsi organisé, votre Commission n'était pas encore parvenue au terme de ses travaux; vos intentions n'étaient pas complétement remplies. Il s'agissait encore de déterminer le mode de prescription des médicamens et d'en régler la distribution. Ici, et au premier abord, de grandes difficultés se présentaient; il fallait trouver moyen d'accorder la plus stricte, la plus rigoureuse économie avec des besoins très-multipliés; les habitudes des médecins avec la routine des sœurs de Charité (2).

(1) L'hôpital fondé en 1783 par M. Viennet est situé cloître St.-Merri. — C'est pour honorer la mémoire du pieux et vénérable curé, fondateur de cet hôpital, que les Administrateurs ont substitué le nom d'*Hôpital Viennet* à celui d'*Hôpital Saint-Merri*, qui, jusqu'ici, avait été adopté.

(2) Il était décidé d'avance qu'il y aurait des pharmacies dans la maison centrale de charité de chaque arrondissement, et que ces pharmacies seraient servies par des sœurs.

Vos Commissaires s'accordèrent sur la nécessité de composer un Formulaire ; et, à cet effet, ils s'adjoignirent quatre médecins de l'arrondissement, les docteurs CHAPOTIN, GUERSENT, DE LENS et LEFEBVRE.

Le docteur Chapotin a fait le travail qui a servi de base : ce travail a été lu et discuté en assemblée générale de tous les médecins attachés au Bureau de Charité, et revu en particulier par la Commission qui l'a définitivement arrêté tel qu'il vous est présenté aujourd'hui. Nous essaierons de vous en donner une idée et de vous démontrer l'utilité qui peut en résulter pour la plus grande commodité des sœurs et pour le plus grand bien des indigens.

Ce Formulaire se compose de deux parties; la première comprend un état ou tableau par ordre alphabétique des médicamens simples et des médicamens dits officinaux, qui, seuls, sont destinés à entrer dans les pharmacies que vous avez établies à la maison centrale et à l'hôpital Viennet. Les médicamens simples sont des substances végétales ou animales convenablement desséchées et conservées dans leur intégrité, ou n'ayant subi aucune décomposition. La plupart de ces médicamens qui appartiennent au règne végétal, et que la nature fournit aux environs de la capitale, peuvent être recueillis par les sœurs; ceux-là sont désignés par un astérisque. Quant aux médicamens officinaux, ce sont ceux qui, quoique composés, se trouvent tout préparés dans les officines ou pharmacies sous une forme et sous une désignation convenues et reconnues. Ces médicamens, ainsi que les médicamens simples qui ne pourront être recueillis ou récoltés par les sœurs, devront, selon l'instruction de l'administration des hospices, être pris en provision à la pharmacie centrale des hôpitaux.

La première partie du Formulaire aura le double avantage de présenter aux médecins de l'arrondissement une idée exacte des moyens thérapeutiques mis à leur disposition, et de donner au Bureau une base sûre pour l'organisation et l'entretien de ses deux pharmacies.

La seconde partie du Formulaire se compose [illegible] formules dites *magistrales;* ce sont les médicamens, soit simples, soit officinaux, disposés, préparés, combinés de manière à remplir les indications que les maladies présentent. Ici, sans sortir des limites tracées dans la première partie, et sans perdre de vue cette rigoureuse économie qui vous est imposée comme administrateurs, il a fallu à peu près prévoir les principales indications qui se présenteraient dans les maladies les plus communes parmi les indigens, et donner aux sœurs, que l'habitude seule a formées, et qu'aucune théorie n'éclaire, les préparations les plus simples et les plus faciles à exécuter, en éloignant avec soin celles qui pourraient donner lieu à la moindre méprise. C'est ce qui a été exactement exécuté; et cette seconde partie offre une application aussi complète et aussi utile que possible de tous les médicamens indiqués dans la première.

Le Formulaire que nous vous présentons, examiné dans son ensemble comme dans ses détails, paraît devoir remplir toutes vos vues. D'accord avec une économie bien entendue, sans trop restreindre, sans trop gêner le médecin appelé à assister vos indigens malades, il lui trace cependant quelques limites qui étaient nécessaires pour éviter le vague et l'inexactitude sur un point très-important de votre comptabilité; et, d'accord avec la sagesse et la prudence, il indique scrupuleusement aux sœurs ce qu'elles doivent faire, et supplée ainsi à ce qui pourrait manquer à leur expérience et à leur instruction.

En terminant ce rapport, et par voie de

conclusion, votre Commission vous propose :

1° D'adopter dans sa forme et teneur le Formulaire qui vous est présenté;

2° D'ordonner l'impression de ce Formulaire à un nombre suffisant d'exemplaires pour qu'il soit distribué aux administrateurs du Bureau de Charité, aux médecins et chirurgiens de l'arrondissement, aux commissaires et dames de charité, et aux sœurs des deux maisons de secours;

3° Que des remercîmens soient adressés aux médecins et chirurgiens attachés au Bureau pour l'empressement avec lequel ils ont offert leurs soins aux indigens, et pour le zèle avec lequel ils ont, jusqu'ici, et en toutes circonstances, pris l'intérêt du pauvre.

LULLIER-WINSLOW, D.-M.-P.,
Administrateur.

Le Bureau adopte les conclusions de M. le Rapporteur; et, sur la demande d'un membre, il arrête que le rapport de M. Lullier-Winslow sera imprimé en tête du Formulaire qui sera tiré au nombre de mille exemplaires.

Pour extrait conforme du procès-verbal de la séance du 27 février 1818,

Le Cte H.[tor] LE PELETIER D'AUNAY,

Maire du 7.e Arrondissement, Président du Bureau.

RICHARD, *Agent-comptable.*

MÉDICAMENS

SIMPLES ET OFFICINAUX.

A.

* Absynthe.
Acétate d'ammoniaque (*esprit de Mindererus*).
Acétate de plomb cristallisé (*sel de saturne*).
Acétate de plomb liquide (*extrait de saturne*).
Acétate de potasse (*terre foliée de tartre*).
Acide sulfurique (*huile de vitriol*).
Acide sulfurique alcoolisé (*eau de rabel*).
Alcool (*esprit de vin—eau-de-vie*).
Alcool camphré.
Alcool de Fioraventi (*Baume de*).
Alcool de cochléaria (*Esprit de*).
Alcool de mélisse composé (*Eau de*).
Aloes succotrin.
Ammoniaque (*alcali volatil fluor*).
* Angélique.
Anis (graine).
Arnica (fleurs).
Assa-fœtida.
Aunée (racine).

B.

*Bardane (racine).

Baume tranquille.

Baume d'arcæus.

Belladone (racine-poudre).

Borate de soude *(borax)*.

C.

Cachou.

* Camomille.

Camphre.

Canelle (écorce-poudre).

Cantharides (poudre).

Carbonate de magnésie (*magnesie*).

Carbonate de potasse *(alcali fixe végétal sel d'absinthe)*.

Cassonade.

Centaurée (1).

Cérat camphré.

Cérat de saturne.

Cérat jaune.

Cérat soufré.

Chardon-roland (racine).

* Chiendent.

* Consoude (2) (racine.)

Coralline.

(1) Petite centaurée.

(2) Grande consoude.

D.

Diascordium.
Digitale pourprée (feuilles-poudre et extrait).
* Douce amère.

E.

Eau de canelle orgée.
Eau de fleur d'orange.
Eau de menthe poivrée.
Emplâtre de cigue.
Emplâtre diachylum gommé.
Emplâtre de vigo *cum mercurio*.
Emplâtre sparadrap diachylum gommé.
Emplâtre vésicatoire.

Espèces amères..... { camomille. / petite centaurée. / chamædrys.

Espèces aromatiques { petite sauge. / serpolet. / hyssope.

Espèces diurétiques. { chardon-roland. / petit houx.

Espèces pectorales... { fleurs de mauve. / fleurs de guimauve. / fleurs de tussilage.

Extrait de Belladone.
Extrait de ciguë.

Extrait de genièvre.
Extrait sec et mou de quinquina.
Extrait de réglisse.
Extrait de saponaire.
Ether sulfurique.

G.

Gaïac (râpé).
Genièvre (baies).
Gentiane (racine).
Gomme arabique (poudre).
Goudron.
Guimauve (racines et feuilles).

H.

Houblon.
Huile d'amandes douces.
Huile de ricin.
Huile essentielle de térébenthine.
Huile d'olives.

I.

Ipécacuanha en poudre.
Jalap en poudre.

L.

Laudanum liquide.
Lichen d'Islande.
Lin (graine-farine).

M.

Manne.
Miel.
Miel rosat.
Moutarde (poudre-graine).
Muriate de mercure doux *(calomelas)*.
Muriate de mercure suroxidé *(sublimé corrosif)*.

N.

Nitrate d'argent fondu *(pierre infernale)*
Nitrate de potasse *(sel de nitre)*.
Noix vomique (poudre).

O.

Onguent de la mère.
Onguent populeum.
Opium-brut (extrait en pilules d'un grain).
Oranger (feuilles).
Orge mondée.
Oxide de fer noir *(æthiops martial)*.
Oxide de mercure rouge (*précipité rouge*).
Oxide de zinc (*fleurs de zinc*).
Oxymel scillitique.
Oxymel simple.

P.

Pastilles d'ipécacuanha.
Pastilles de soufre.

Patience (racine).
Pavot (têtes).
Pilules de Cynoglosse (masse des).
Phellandrium aquaticum (poudre).
Phosphate de soude.
Pois d'iris (à cautères).
Poix blanche.
Pommade avec le suc de tithymale.
Pommade épipastique.
Pommade mercurielle double.
Potasse caustique *(pierre à cautère)*.
Poudres de Dower.

Q.

Quinquina jaune (poudre).
Quinquina gris concassé.

R.

Raifort (racine).
Réglisse (racine).
Rhubarbe (entière et en poudre).
Riz.

S.

Sabine (poudre).
Salsepareille (racine coupée).
Sangsues.
Savon médicinal.

Savon noir.
Semen-contra.
Séné (feuilles et follicules).
Sirop antiscorbutique.
Sirop de nerprun.
Sirop diacode.
Sirop d'ipécacuanha.
Sirop simple.
Sirop tartareux.
Soufre sublimé (*fleur de soufre*).
Sous-carbonate de potasse (*potasse du commerce*).
Sulfate acide d'alumine (*alun*).
Sulfate de fer (*vitriol vert*).
Sulfate de magnésie (*sel d'Epsom*).
Sulfure de potasse (*foie de soufre*).
Sulfate de soude (*sel de Glauber*).
Sulfate de zinc (*vitriol blanc*).
Sureau (fleurs).

T.

Tamarin (pulpe).
Tablettes martiales.
Tartrite acidule de potasse (*crême de tartre*).
Tartrite antimonié de potasse (*émétique*).
Tartrite de potasse et de fer (*boules de Nanci*).
Teinture de cantharides.
Teinture de castoréum.

Thériaque.
Tilleul (fleurs).

V.

Valériane (racine et poudre).
Vinaigre.
Vin blanc.
Vin émétique trouble.
Vin rouge.

FORMULES MAGISTRALES.

TISANES.

Tisane commune.

Prenez : Orge mondée .... 8 onces.
Chiendent............... 4 onces.
Faites bouillir dans huit pintes d'eau; réduisez à six; ajoutez, sur la fin de la décoction :
Réglisse......................... 2 onces.
Décantez.

Infusion adoucissante.

Espèces pectorales............ 2 pincées.
Versez dessus deux livres de tisane commune bouillante et laissez infuser.

Infusion aromatique.

Espèces aromatiques.............. 2 gros.
Versez dessus deux livres de tisane commune bouillante.

Infusion sudorifique.

Fleurs de sureau................ 2 gros.
Versez dessus, tisane commune bouillante...................... 2 livres.

2*

Infusion de valériane.

Racine de valériane. . . . . 2 gros.
Tisane commune bouillante. . . . . . 2 livres.

Infusion amère.

Espèces amères . . . . ½ once.
Eau bouillante. . . . . 2 livres.

Eau de riz.

Riz. . . . . ½ once.
Réglisse. . . . . 2 gros.
Eau trois livres; faites bouillir et réduire à deux.

Tisane de patience.

Racine de patience. . . . . 4 onces.
Faites bouillir dans neuf pintes d'eau et réduisez à cinq pintes.

Tisane de chicorée sauvage.

Feuilles de chicorée sauvage, une demi-poignée; faites bouillir quelques minutes dans une pinte d'eau.

Tisane d'oxymel.

Oxymel simple. . . . . 2 onces.
Eau. . . . . 2 livres.

Limonade.

Sirop tartareux. . . . . 2 onces.
Eau. . . . . 2 livres.

Tisane de lichen d'Islande.

Lichen. . . . . 2 gros.

Lavez dans l'eau bouillante; faites ensuite bouillir dans cinq demi-setiers d'eau, jusqu'à réduction à quatre; passez

Tisane antiscorbutique.

Racine de raifort râpé . . . . 1 once.
Tisane commune bouillante. . . . . . 2 livres.

Tisane diurétique.

Espèces diurétiques. . . . . 1 once.
Réglisse. . . . . 2 gros.

Faites bouillir dans trois livres d'eau et réduisez à deux.

Infusion de tilleul et de feuilles d'orangers.

Fleurs de tilleul. . . . . 1 pincée.
Feuilles sèches d'orangers. . . . . . . 1 pincée.
Tisane commune bouillante . . . . 2 livres.

Teinture aqueuse de rhubarbe.

Rhubarbe concassée. . . . . 2 gros.

Renfermez dans un nouet de linge.

Eau froide. . . . . 1 pinte.

Faites infuser pendant 24 heures.

VINS.

Vin amer.

Racine de gentiane .... 1 once.
Baies de genièvre .... ½ once.
Ecorces d'oranges sèches .... 2 gros.
Vin .... 2 livr.

Faites infuser pendant quatre jours et filtrez.

Vin de quinquina.

Quinquina jaune concassé .... 2 onces.
Vin .... 2 livres.
Eau-de-vie .... 1 once.

Faites infuser huit jours et filtrez.

Vin antiscorbutique.

Racine de raifort sauvage râpée... 6 onces.
Feuilles de cresson pilées .... 4 onces.
Semence de moutarde concassée... 3 onces.
Ecorce d'oranges desséchée .... 1 once.
Vin blanc .... 6 pintes

Faites macérer pendant huit jours,
puis passez et ajoutez :

Alcool de cochléaria.. .... 4 onces.

Teinture tonique.

Houblon.......................... 8 onces.
Sommités de centaurée........... 4 onces.
Ecorces d'oranges................ 2 onces.
Eau-de-vie....................... 2 livres.

Faites infuser pendant quatre jours.—A prendre par cuillerée à café, une ou deux fois par jour dans une tasse d'infusion aromatique.

POTIONS.

Potion vomitive ordinaire.

Tartrite de potasse antimonié (*émétique*)....................... 2 grains
Eau..............................12 onces.

A prendre en trois doses, à un quart d'heure d'intervalle.

Potion vomitive avec l'ipécacuanha.

Poudre d'ipécacuanha.............24 grains
Eau.............................. 8 onces.

Pour deux doses : un quart d'heure ou vingt minutes d'intervalle.

Potion purgative ordinaire.

Séné............................. 2 gros.
Sulfate de soude (*sel de Glauber*).. 3 gros.

Faites bouillir légèrement dans

Eau.............................. 6 onces.
Ajoutez : sirop de nerprun........ 1 once.

Autre potion purgative.

Manne . . . . 2 onces.
Rhubarbe . . . . ½ gros.
Séné . . . . 1 gros ½.
Sulfate de magnésie (*sel d'Epsom*)
ou sulfate de soude (*sel de Glauber*) 2 gros.

Jetez la manne, la rhubarbe et le séné dans huit onces d'eau bouillante; laissez reposer pendant quelques minutes et passez; ajoutez ensuite le sel d'Epsom ou de Glauber.

Solution saline.

Sulfate de soude (*sel de Glauber*) . . 1 once.

Faites dissoudre dans

Tisane commune . . . . 2 livres.

A prendre par verrées, de demi-heure en demi-heure.

Potion de Rivière.

Carbonate de potasse (*sel d'absinthe*). 24 grains
Eau . . . . 3 onces.
Sirop tartareux . . . . 1 once.

On n'ajoute le sirop qu'au moment d'employer la potion.

Potion gommeuse.

Gomme arabique . . . . 1 gros.
Tisane commune . . . . 4 onces.
Sirop simple . . . . 1 once.

Potion huileuse.

Ajouter une once d'huile d'amandes douces à la potion gommeuse.

Potion calmante.

Tisane adoucissante............... 3 onces.
Sirop diacode...................... 1 once.

Potion antispasmodique.

Infusion de tilleul............... 4 onces.
Sirop simple...................... 1 once.
Eau de fleurs d'orangers .... ½ once.
Ether sulfurique.................25 gouttes.

Potion cordiale.

Vin rouge......................... 4 onces.
Eau de canelle orgée.............. 1 once.
Sirop simple .... 1 once.

Potion de quinquina éthérée.

Quinquina concassé............. 1 gros.
Faites bouillir dans : Eau....... 6 onces.
Réduisez à quatre; laissez refroidir, passez et ajoutez :
Acétate d'ammoniaque (*esprit de Mindérerus*).................. ½ once.
Sirop............................ 1 once.
Ether sulfurique.................25 gouttes.

POUDRES.

Poudre cathartique.

Jalap en poudre.................. 3 onces.
Tartrite acidule de potasse (*crême de tartre*).............. 1 once et demie.
Triturez ensemble.
La dose est d'un demi-gros à deux scrupules pour les adultes.

Poudre tonique.

Quinquina en poudre.............. 1 once.
Valériane en poudre.............. ½ once.
Douze grains pour chaque dose ordinaire.

PILULES.

Pilules calmantes.

Les pilules de cynoglosse de quatre grains.
Les pilules d'extrait d'opium, d'un quart de grain.

Pilules camphrées.

Camphre......................... 24 grains.
Nitrate de potasse (*nitre*)........ 24 grains.
Gomme arabique.................. 4 grains.
Pour douze pilules.

Pilules anthelmintiques.

Muriate de mercure doux.....12 grains.
Rhubarbe en poudre.......... 1 scrupule.
Miel.................. suffisante quantité.
Pour douze pilules.

Pilules savonneuses simples.

De quatre grains.

Pilules de savon d'aloès et de rhubarbe.

Savon médicinal................. 1 gros.
Aloès succotrin................. ½ gros.
Rhubarbe en poudre.............. ½ gros.
Pour vingt-quatre pilules.

CATAPLASMES.

Cataplasme émollient.

Farine de graine de lin délayée avec suffisante quantité d'eau tiède.

Cataplasme calmant.

Le même, avec la décoction de têtes de pavots.

Cataplasme résolutif.

Le cataplasme émollient arrosé d'eau végéto-minérale (1).

(1) *Voy*, p. 29, la composition de l'eau végéto-minérale.

GARGARISMES.

Gargarisme adoucissant.

Tisane commune................ 8 onces.
Miel........................ 1 once.

Gargarisme acidulé.

Oxymel simple............... 1 once.
Tisane commune.............. 8 onces.

Gargarisme avec le borax.

Borate de soude *(borax)* de 2 scrupules à 1 gros.
Miel rosat............ 1 once et demie.
Tisane commune bouillante...... 8 onces.

Nota. Broyer le borax dans un mortier; ajouter le miel, puis les six onces de tisane commune bouillante et laisser cinq à six heures avant de l'employer.

COLLYRES.

Collyre émollient.

La décoction de feuilles de mauves.

Collyre anodin.

Décoction de feuilles de mauves.. 4 onces.
Laudanum....................15 gouttes

Collyre résolutif.

Eau.......................... 4 onces.
Acétate de plomb liquide (*extrait de saturne*)................ 25 gouttes.
Alcool camphré (*eau-de-vie camphrée*).................... 1 gros.

Collyre astringent.

Sulfate de zinc (*vitriol blanc*) de 4 à 6 grains.
Eau.......................... 6 onces.

LOTIONS.

Eau végéto-minérale.

Acétate de plomb liquide (*extrait de saturne*).................... ½ once.
Eau.......................... 2 livres.
On y ajoutera, suivant le besoin, une once d'alcool (eau-de-vie) camphré.

LINIMENS.

Liniment calmant.

Baume tranquille, avec ou sans addition de laudanum.

Liniment ammoniacal.

Huile d'olive.................... 2 onces.
Ammoniaque (*alcali volatil*)...... 2 gros.

Liniment hydrosulfureux savonneux de Jadelot.

Sulfure de potasse (*foie de soufre*). 6 onces.
Savon noir........................ 2 livres.
Huile d'olive..................... 4 livres.

Liniment camphré.

Camphre........................... 2 gros.
Huile d'olives.................... 2 onces.
Triturez et mêlez.

POMMADES, CÉRATS, ONGUENS.

Pommade contre la gale.

Soufre sublimé.................... 2 gros.
Carbonate de potasse.............. 1 gros.
Axonge............................ 2 onces.

Pommade anti-ophtalmique.

Axonge............................ 1 once.
Oxide rouge de mercure (*précipité rouge*)........................ $\frac{1}{2}$ gros.
Acétate de plomb (*sel de saturne*)... $\frac{1}{2}$ gros.

Cérat anti-ophtalmique camphré.

Cérat............................. $\frac{1}{2}$ once.
Sulfate de zinc (*vitriol blanc*)..... 6 grains.
Camphre........................... 4 grains.

LAVEMENS.

Lavement émollient.

L'eau de guimauve et de graine de lin.

Lavement purgatif.

Séné .... ½ once.

Faire bouillir dans

Eau .... 1 livre.

On peut y ajouter du sulfate de soude, ou vin émétique trouble, demi-once à une once.

FIN.

SYNONYMIE (1).

Noms anciens.	*Noms nouveaux.*
Æthiops martial.......	Oxide de fer noir.
Alcali fixe végétal......	Carbonate de potasse.
Alcali volatil fluor......	Ammoniaque.
Alun.................	Sulfate acide d'alumine.
Baume de Fioraventi....	Alcool de Fioraventi.
Borax................	Borate de soude.
Boules de Nanci........	Tartrite de potasse et de fer.
Calomelas.............	Muriate de mercure doux.
Crême de tartre........	Tartrite acidule de potasse.
Eau de mélisse composée.	Alcool de mélisse.
Eau de Rabel..........	Acide sulfurique alcoolisé.
Eau-de-vie............	Alcool.
Emétique.............	Tartrite antimonié de potasse.
Esprit de cochléaria....	Alcool de cochléaria.
Esprit de Mindérerus....	Acétate d'ammoniaque.
Esprit de vin..........	Alcool.
Extrait de saturne......	Acétate de plomb liquide.
Fleurs de soufre........	Soufre sublimé.
Fleurs de zinc.........	Oxide de zinc.
Foie de soufre.........	Sulfure de potasse.
Huile de vitriol........	Acide sulfurique.

(1) Pour éviter toute méprise, et pour la plus grande commodité des Sœurs de charité, on a cru devoir établir une synonymie entre les noms anciens et les nouveaux. La synonymie inverse des nouveaux noms avec les anciens est établie dans le Formulaire.

Noms anciens.	*Noms nouveaux.*
Magnésie..............	Carbonate de magnésie.
Nitre..................	Nitrate de potasse.
Pierre à cautère.........	Potasse caustique.
Pierre infernale........	Nitrate d'argent fondu.
Potasse du commerce.....	Sous-carbonate de potasse.
Précipité rouge........	Oxide de mercure rouge.
Sel d'absinthe..........	Carbonate de potasse.
Sel de nitre...........	Nitrate de potasse.
Sel de saturne.........	Acétate de plomb cristallisé.
Sel d'Epsom...........	Sulfate de magnésie.
Sel de Glauber.........	Sulfate de soude.
Sublimé corrosif........	Muriate de mercure suroxidé.
Terre foliée de tartre....	Acétate de potasse.
Vitriol blanc...........	Sulfate de zinc.
Vitriol vert............	Sulfate de fer.

16

www.ingramcontent.com/pod-product-compliance
Ingram Content Group UK Ltd.
Pitfield, Milton Keynes, MK11 3LW, UK
UKHW021210230726
13926UKWH00001B/432